QUELQUES IDÉES

SUR

L'ENTÉRO - MÉSENTÉRITE CHRONIQUE

DES ENFANS,

VULGAIREMENT APPELÉE CARREAU.

QUELQUES IDÉES

SUR

L'ENTÉRO – MÉSENTÉRITE CHRONIQUE

DES ENFANS,

VULGAIREMENT APPELÉE CARREAU;

Par D. P. T. Delille,

OFFICIER DE SANTÉ, MEMBRE CORRESPONDANT DE LA SOCIÉTÉ
MÉDICALE D'ÉMULATION DE PARIS.

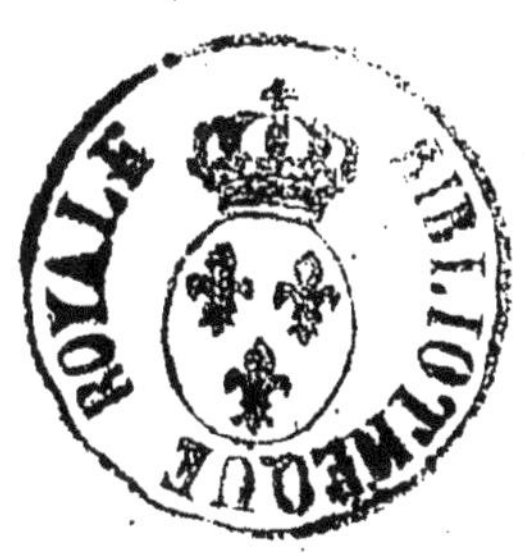

A LILLE,

IMPRIMERIE DE LELEUX,

GRANDE PLACE.

1824.

QUELQUES IDÉES

SUR

L'ENTÉRO - MÉSENTÉRITE CHRONIQUE

DES ENFANS,

VULGAIREMENT APPELÉE CARREAU.

L'ENTÉRO-MÉSENTÉRITE chronique a été considérée par les médecins du dernier siècle comme une maladie scrofuleuse, et de nos jours, ceux qui affectionnent particulièrement le mot *vice*, pour se rendre compte des phénomènes pathologiques qui échappent à leur pénétration, la regardent comme une maladie spéciale dépendante d'un *vice* particulier.

M. Pinel, dans sa Nosographie philosophique, place le carreau parmi les lésions organiques générales ; et, pour nous donner une idée de cette maladie, il cite une observation tirée d'un ouvrage de M. Baumes (Traité du vice scrofuleux, 2.ᵉ édition. Paris, 1805), qui a remporté le prix à la Société royale de médecine ; laquelle observation n'est que l'histoire d'une gastro-entérite aiguë, qui a passé à l'état chronique, et qui s'est terminée par la désorganisation. (Voyez Nos. phil., tom. 3, p. 375, édit. de 1813.)

M. Lullier-Winslow (Dict. des Sc. médic.) appelle le carreau atrophie mésentérique ; il consiste, suivant cet auteur, en une induration ou une tuméfaction des glandes du mésentère, qu'on observe *exclusivement* chez les enfans, depuis la première enfance jusqu'à la fin de la septième ou la neuvième année ; et qui est constamment accompagnée de l'amaigrissement progressif de toutes les parties du corps.

M. le docteur Baumes (ouv. cit.) pense que la maladie du mésentère peut être de nature scrofuleuse, rachitique ; ce qui se reconnaît, dit-il, par les indices propres aux scrofules, au rachitis, à la syphilis. C'est en se rapprochant de cette dernière opinion que M. Lullier considère le carreau comme une maladie spéciale, qui a beaucoup de points de contact avec les scrofules, mais dans laquelle le *vice* scrofuleux n'existe que comme complication, ainsi que cela arrive aux *vices* rachitiques et syphilitiques. C'est ainsi que la phthisie est causée par ces mêmes *vices* ou compliquée par eux.

(7)

M. Capuron (Traité des maladies des enfans.
Paris, 1815) dit que cette maladie consiste dans
l'engorgement des glandes du mésentère; et,
prenant l'effet pour la cause, il lui assigne pour
cause tout ce qui peut, selon lui, produire les
scrofules : l'insalubrité de l'air et des habita-
tions; les écarts de régime; une mauvaise nourriture; les orages de la première dentition; la
répercussion de quelque maladie cutanée, etc.
Le cours et la durée du carreau, dit-il, com-
prennent trois périodes distinctes, et la descrip-
tion qu'il en donne est un modèle de précision
et d'observation. Seulement on se demande
comment il est possible de décrire aussi bien
la marche et les effets d'une maladie, et de se
tromper aussi complètement sur ses causes et
sur le traitement qu'il convient de lui appli-
quer? C'est ainsi que, considérant la prétendue
analogie, et plus encore l'identité supposée du
carreau avec les scrofules, M. Capuron veut que
ces maladies soient traitées de la même manière.
Ainsi, lorsque l'enfant est menacé ou atteint
du carreau, il faut le fortifier, le tonifier; lui
donner du bouillon, des jus de viandes rôties,
de la gelée animale, du vin vieux, du sirop anti-
scorbutique; des préparations de quinquina,
des amers, etc.

MM. Baumes et Lullier-Winslow s'accordent pour conseiller l'emploi des mêmes moyens. *Les fortifians* et les toniques, joints aux principes d'hygiène, leur paraissent être les seuls remèdes à opposer aux ravages du carreau.

M. Pinel (ouv. cit., tom 3, p. 378) dit qu'il faut accorder peu de confiance aux prétendus fondans, incisifs, résolutifs, dont les vertus sont équivoques, pour ne pas dire nulles. Il aurait dû dire nuisibles.

M. Hufeland, dans son Traité sur les signes et le traitement de la maladie scrofuleuse (Berlin, 1819), considère le carreau comme une suite de cette affection, qu'il divise en trois périodes. C'est dans la troisième, lorsque tout le système lymphatique est envahi, que cet auteur place le carreau, les tumeurs blanches des articulations, les luxations *spontanées*, les hydropisies *scrofuleuses*, etc. Ainsi donc, le carreau est, pour M. Hufeland, une maladie scrofuleuse, et le scrofule lui-même est une affection du système lymphatique, dont tout ce qui paraît à l'extérieur n'est que le résultat.

Le même médecin attache une grande importance à connaître la cause prochaine des scrofules. Ce n'est que lorsque nous connaîtrons cette cause, dit-il, que nous aurons des idées justes sur la nature du *vice* scrofuleux ; ce n'est qu'alors que nous posséderons la clef du diagnostic et du traitement. M. Bousquet, dans une analyse de l'ouvrage qui nous occupe, est d'un avis tout-à-fait contraire (Journ. compl. du Dict. des Sc. médic., cahier du mois d'Août 1820).

« De quelque poids que soit l'autorité du pro-
» fesseur de Berlin, dit-il, nous sommes loin
» de partager son opinion à cet égard. Tout
» prouve, au contraire, que la connaissance des
» causes prochaines est superflue, et il ne faut
» pas nous en plaindre, car elle passe notre
» intelligence ; on ne peut que bâtir à ce sujet
» des hypothèses plus ou moins ingénieuses,
» on ne peut que reculer les difficultés. » Nous nous permettrons à notre tour d'observer à M. Bousquet, que la connaissance des causes prochaines des scrofules n'est pas une chose indifférente, et qu'il serait possible que l'on ne bâtît point une hypothèse ingénieuse, en la recherchant dans les affections du système lymphatique, qui sont la suite ou le résultat de l'entéro-mésentérite chronique. (1)

---

(1) La cause prochaine des scrofules nous paraît importante et facile à déterminer : c'est la phlegmasie chronique des vaisseaux et des ganglions lymphatiques.

On voit que beaucoup de médecins sont partagés d'opinion sur la question qui nous occupe. Les uns inclinent à croire que le *vice* scrofuleux est une dégénérescence de la maladie yénérienne ; les autres le font dépendre d'une altération de la lymphe produite par la rétention de la liqueur séminale. Ceux-ci disent que c'est une *faiblesse* des vaisseaux blancs , ceux - là veulent que ce soit une irritation. M. Hufeland , réunissant ces deux dernières opinions, fait consister les scrofules dans *une atonie profonde du système lymphatique, accompagnée d'une irritation spécifique de ce même système, et d'une altération particulière de la lymphe.* Il ajoute que cette altération de la lymphe, ou cette acrimonie, dépend du développement d'un acide particulier, et finit par conclure que , dans la maladie scrofuleuse, le système lymphatique est le siége d'une affection spécifique.

Au milieu de ces théories défectueuses, de ces propositions plus ou moins obscures, nous sera-t-il permis de dire notre pensée sur le carreau ? Sans vouloir rien faire préjuger contre des hommes dont l'instruction et les talens sont le moindre mérite, nous la soumettrons à leur jugement et à celui des médecins judicieux.

Le carreau est la suite de l'inflammation de la membrane muqueuse intestinale qui se communique au système lymphatique abdominal, et le désorganise. Cette proposition n'est point hypothétique ; les faits journaliers se réunissent en foule pour l'appuyer. Le pays que nous habitons (Lille) en offre des exemples à chaque pas. Sans nous arrêter à la question de savoir jusqu'à quel point la position topographique et les révolutions atmosphériques peuvent influer sur le développement de cette maladie, nous dirons seulement que les ouvriers et les pauvres y sont nombreux ; qu'ils sont mal vêtus, et se livrent aux excès de tout genre. Les femmes, aussi bien que les hommes, y font un usage habituel et abusif de café, d'eau-de-vie de grain et de bière. Les enfans de toutes les classes y sont très-mal soignés dans leurs indispositions. Chez les gens riches comme chez les indigens, lorsqu'un enfant devient malade, on le conduit chez un pharmacien qui lui administre des sirops de rhubarbe, de quinquina, de l'opium, du mercure doux, et conseille le bouillon et le vin. Lorsque les accidens sont portés à leur comble, on appelle le médecin qui, attribuant la maladie à la faiblesse, renchérit le plus souvent sur l'apothicaire.

D'après ce court exposé, on voit que tout prédispose aux maladies des organes digestifs. Aussi l'entéro-mésentérite chronique est-elle très-fréquente. Presque toujours cette maladie précède les scrofules et le rachitisme. On dit alors que les enfans se *nouent*, et cette expression, quoique vulgaire, retrace assez bien à l'esprit les désordres qui se manifestent dans toute l'habitude du corps.

Les individus de la classe ouvrière, adonnés aux excès et aux écarts de régime dont nous venons de parler, donnent ordinairement le jour à des enfans chez lesquels le système lymphatique prédomine. Ces enfans se portent bien, en apparence, pendant quelques mois ; mais les organes gastriques ne tardent pas à donner des signes d'irritation, et c'est alors qu'on les gorge de médicamens et d'alimens toniques. Les intestins s'enflamment de plus en plus, l'enfant dépérit, les articulations se gonflent, la peau devient pâle et flasque, la face se ride, les yeux sont enfoncés, et parfois le tronc se déforme. Tous ces accidens se manifestent en même temps que le ventre grossit ; la peau qui le recouvre est chaude et sèche ; les selles sont fréquentes, fétides, liquides, tantôt grises, d'autres fois d'un jaune noirâtre ; tous les ganglions lymphatiques du cou se tuméfient, etc.

Chez les personnes aisées, les enfans jouissent d'une apparence de santé pendant un plus long espace de temps; mais si le travail de la dentition ou une cause quelconque donnent lieu à des symptômes d'irritation gastrique, les toniques de toute espèce, que la plupart des parens et des médecins mettent en usage, donnent lieu à tous les accidens que nous venons de décrire.

Que trouve-t-on à l'ouverture du cadavre? Tous les ganglions mésentériques gonflés, tuberculeux, suppurés; la membrane muqueuse intestinale enflammée, ulcérée. Plus cette membrane est malade, plus aussi les ganglions mésentériques correspondans sont affectés; on y retrouve les mêmes lésions : ce sont particulièrement les gros intestins qui sont frappés d'inflammation, aussi sont-ils plus épaissis, et c'est vers les points de rétrécissement que se remarquent les désordres les plus frappans.

Nous croyons donc que l'on a considéré la maladie qui nous occupe sous un faux aspect, quand on a prétendu y voir une *maladie organique,* un *vice radical,* un état d'atrophie et de *faiblesse essentielle.* Nous y avons vu, nous, une phlegmasie (1) gastro-intestinale qui

---

(1) Il y a six ans que nous exprimions cette idée dans

est devenue chronique, soit par un traitement irrationnel, soit par suite de l'emploi des moyens réputés fortifians et toniques.

On a dit que cette maladie était particulière aux enfans, et l'on n'a pas voulu se rappeler, ou on a ignoré qu'à l'ouverture des adultes morts de phlegmasies chroniques du tube intestinal, on retrouve les mêmes lésions organiques.

C'est par l'irritation des organes de la digestion qu'a commencé cet état pathologique. La maladie scrofuleuse a-t-elle été pour quelque chose dans les accidens qui se sont succédés ? Que l'on se représente à l'esprit les phénomènes qui se manifestent lors de l'invasion, la durée et la terminaison de l'affection scrofuleuse, et ceux qui précèdent, accompagnent et terminent le carreau, et peut-être sera-t-on porté à penser

---

un Mémoire sur la phthisie pulmonaire, adressé à notre ami le docteur Desruelles. Ces idées nous avaient été suggérées par la lecture du Traité des phlegmasies chroniques, et cette lecture, qui nous avait été conseillée par ce docteur, a changé totalement l'ensemble de nos opinions et de notre méthode de traitement. Ce n'est donc pas la prétention d'écrire quelque chose de nouveau qui nous guide. Nous avons voulu seulement proposer cette question : Le carreau est-il ou n'est-il point une maladie scrofuleuse ?

que les scrofules sont plutôt la suite du carreau,
que celui-ci n'est le résultat des scrofules.

L'article *scrofules,* que MM. Fournier et
Bégin ont donné au Dictionnaire des Sciences
médicales, contient des passages qui pourraient
être invoqués à l'appui de notre opinion. Nous
en extrairons les suivans : « Le carreau est une
affection des glandes du mésentère, à la suite
duquel se développent les désorganisations
scrofuleuses..... La constitution lymphatique
peut imprimer aux gastro-entérites chroniques
des enfans les caractères du carreau..... Il nous
semble convenable de dire ici que les causes,
les phénomènes, les moyens les plus efficaces
de traitement; que l'ouverture des cadavres;
que tout, enfin, démontre que cette maladie
n'est autre chose qu'une inflammation chronique du tube digestif, accompagnée d'une
irritation sympathique et de dégénérescence
tuberculeuse des ganglions du mésentère. »

Le carreau est le plus souvent combattu par
des stimulans plus propres à augmenter le mal
qu'à le calmer. La faiblesse de l'enfant, la diar-
rhée qui le tourmente, le gonflement et la dureté
du ventre, la mollesse de la peau, en ont imposé
aux médecins qui n'ont vu que l'asthénie; et
comme cette asthénie, qui n'est que consécutive

à l'inflammation, est pour eux le synonyme de la faiblesse primitive, ils ont stimulé des surfaces irritées pour combattre cette faiblesse. L'augmentation des accidens ne les a point arrêtés, et quand la désorganisation des viscères a été à son comble, ils ont déclaré que la maladie était au-dessus des ressources de l'art!....

Il est bien plus rationnel de laisser reposer les organes gastriques, dans les inflammations qui les attaquent, en laissant le malade à la diète, à l'usage des mucilagineux. La médication adoucissante et anti-phlogistique ne tarde pas à faire naître des résultats avantageux. Ainsi, quelques sangsues à l'épigastre et à l'anus, des fomentations et des cataplasmes sur l'abdomen; des bains tièdes, des lavemens émolliens, des boissons mucilagineuses, etc., amèneront presque toujours la convalescence, et remédieront souvent aux accidens causés par la médication tonique.

Lorsque l'enfant est plus avancé en âge, et que l'affection gastro-entérique qui a porté son influence sur le système ganglionaire du mésentère s'est propagée dans la majeure partie des ganglions lymphatiques du corps, il ne faut pas stimuler l'enfant dans la vue de le fortifier; il vaut beaucoup mieux encore le nourrir avec

des adoucissans. Cependant si , comme cela
arrive quelquefois, en même temps que les
ganglions lymphatiques sont gonflés, tuberculeux, les membranes muqueuses sont pâles, ce
qu'indique l'état de la langue , qui, comme on
le dit, est muqueuse, on peut essayer quelques
toniques persistans; mais il faut avoir l'attention de s'arrêter dès que la langue rougit à sa
pointe. Ce signe indique que le tube digestif
est devenu le siége d'une nouvelle irritation,
qui deviendrait dangereuse, si elle était entre-
tenue ou augmentée par les médicamens que
nous venons d'indiquer.

Il est un moyen sur lequel les médecins ob-
servateurs ont attiré l'attention, c'est la diète;
lorsque les malades peuvent la supporter, il
faut la prescrire. L'expérience démontre que
l'on peut en retirer les plus grands avantages.
La faim peut guérir les engorgemens lymphatiques. On force, par elle, les absorbans à un
travail qui hâte la guérison.

Jusqu'à présent le mot *engorgement blanc*
paraît en avoir imposé à beaucoup de médecins.
Le plus grand nombre n'a vu dans les tumeurs
ainsi désignées que des vaisseaux obstrués, un
vice caché, une humeur épaissie, qu'ils ont com-
battus par de prétendus désobstruans et des

médicamens toniques. Cependant la physiologie nous démontre que, quelle que soit en apparence la différence qui existe entre un ganglion lymphatique gonflé et une masse de tissu cellulaire enflammée, il y a pourtant un rapprochement sensible. Dans le phlegmon récent, la nécroscopie prouve qu'outre l'inflammation on trouve des fluides rouges épanchés dans les mailles du tissu lamineux ; elle prouve également que dans un ganglion engorgé, avec un peu de douleur, on trouve les vaisseaux lymphatiques développés, rouges, et des fluides blancs épanchés dans le tissu. D'après cela, que conclure ? Que dans le phlegmon récent ce sont les capillaires sanguins qui sont le siége de l'irritation, et que dans le ganglion gonflé ce sont les lymphatiques. Dans les deux cas, l'irritation est manifeste, puisque l'œil en aperçoit facilement les traces. Or, que faire ? Calmer dans l'un et l'autre cas cette irritation, afin de rétablir la circulation des fluides rouges et blancs, et forcer les veines et les absorbans à une action que ces vaisseaux avaient perdue par leur état inflammatoire. Les moyens à employer sont simples : désemplir le système capillaire de la partie ; faire à la peau une diversion salutaire ; fournir des fluides doux aux organes malades.

Supposons un enfant de quatre à cinq ans offrant tous les symptômes et en proie aux ravages d'une entéro-mésentérite chronique, et voyons, quelle devra être dans ce cas la conduite du médecin? Abandonner la maladie à elle-même, c'est s'exposer à voir arriver la désorganisation; n'employer que des moyens insignifians, ou mettre timidement des remèdes actifs en usage, c'est faire courir au malade le même danger. Il faut donc agir pour enlever le plus tôt possible cette irritation que l'état général du sujet rend si dangereuse. Ainsi, les saignées locales, les ventouses scarrifiées, quelquefois sèches, sur l'abdomen; les fomentations émollientes, les cataplasmes, les bains, sont indispensables pour commencer. On répétera les saignées locales, selon l'indication, en les proportionnant aux forces du sujet. C'est pour n'avoir pas employé à temps les remèdes anti-phlogistiques, c'est pour avoir voulu combattre une prétendue faiblesse, que tant de médecins ont vu des maladies inflammatoires des organes de la digestion dégénérer en scrofules et en rachitisme. On n'a pas voulu considérer cette faiblesse sous son véritable aspect, et l'on a raisonné à la manière du fameux Brown : Un enfant est faible; il faut le fortifier. N'examinez pas si la faiblesse est relative ou essentielle; et s'il devient plus faible encore, augmentez la dose des stimulans…. Mais si l'un des organes essentiels à la vie est irrité, enflammé? Peu importe, tonifiez toujours; ne craignez rien; le maître l'a dit. Et si le malade meurt, on en aura imposé au vulgaire, on aura prouvé de reste que le mal était plus fort que les remèdes, puisque la mort est arrivée malgré la cohorte formidable des toniques…. Mais l'excitation déterminée par les remèdes toniques persiste; elle ne tarde point à se propager dans toute l'économie. Quand un viscère est irrité, toute espèce de stimulation augmentera l'inflammation. Et comme les fluides affluent sur les traces de la douleur, loin de soulager, loin de fortifier, on augmente la congestion, on accumule les forces sur le lieu souffrant, et on les distrait de toutes les autres parties.

Nous ne grossirons point ce Mémoire d'observations à l'appui de nos idées, et de l'exposition des modifications que nous avons fait subir au traitement adopté dans différentes circonstances. M. Broussais l'a fort bien dit: rien n'est plus facile que de justifier la thérapeutique la plus incohérente, car les esprits faux ne savent nous entretenir que de leurs succès. D'ailleurs, ce ne sont pas les faits qui

(21)

nous manquent, dit encore l'un de ses admi-
rateurs (1); depuis Hippocrate jusqu'à nos jours,
on en a sans cesse recueilli : il n'est pas de ma-
trone, pas de garde-malade qui ne possèdent
aussi leurs faits.... Les observations que nous
donnerions seraient le plus souvent incomplètes,
puisque les parens ne consentent que très-rare-
ment à l'ouverture des cadavres; et qu'est l'histoire d'une maladie qui s'est terminée par la
mort, sans la nécroscopie?

C'est dans l'hygiène, c'est par la diète et
quelques moyens appropriés qu'il faut chercher
et préluder au traitement du carreau. Ainsi,
changement d'air, d'habitation, de régime, si
ces trois conditions de la vie peuvent devenir
des causes de maladies. Nourriture douce et
féculente; point de stimulans, de toniques, et
surtout traitement rationnel des maladies qui
peuvent survenir. Voilà les premières choses à
faire dans le cas de prédisposition ou de com-
mencement de l'affection entéro-mésentérique.
Mais lorsque la maladie est déclarée, il faut
prescrire la diète la plus sévère possible, dé-
ployer l'appareil d'un traitement anti-phlogis-

---

(1) Annales de la médecine physiologique; analyse du
Traité du croup du docteur Desruelles, par M. Treille.

tique conduit avec prudence et ménagement, recourir aux irritans extérieurs, aux suppurations de la peau et du tissu cellulaire sous-cutané. Les vésicatoires volans, les moxas, les sétons, les cautères au bras seront utilement mis en usage. Il serait même convenable de les entretenir pendant long-temps. Les bains de pieds, de mains, de jambes, les bains généraux sont aussi propres à produire une dérivation salutaire. On peut aussi, de temps en temps, employer les stimulans diffusibles, et revenir aux adoucissans aussitôt qu'une irritation gastrique se prononce. Il faut laisser aux charlatans, aux esprits bornés, superficiels, ces vaines formules, assemblage insignifiant, mélange informe, que le luxe pharmaceutique, la cupidité et l'ignorance ont malheureusement introduit dans l'exercice de la médecine !....

CONCLUSION.

Nous croyons pouvoir déduire des propositions établies dans ce Mémoire :

1.º Que l'entéro-mésentérite chronique (carreau) n'est pas une maladie spéciale, mais bien une suite de l'irritation des voies gastriques;

2.ᵉ Que le carreau n'est point une maladie scrofuleuse;

3.° Que les médecins prennent souvent pour le scrofule, un état pathologique occasionné par le carreau;

4.° Que c'est à calmer les irritations gastriques qu'il faut s'attacher, pour ne pas voir se développer ensuite les symptômes qui simulent la maladie scrofuleuse et le rachitisme;

5.° Que lorsque la désorganisation a lieu, la guérison n'est plus possible.

FIN.

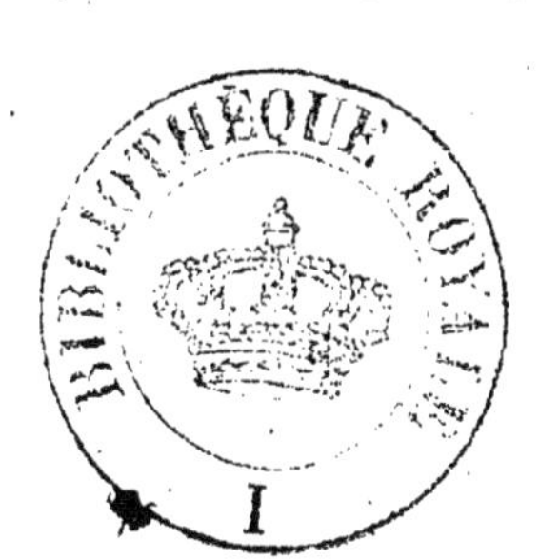